61 Recettes de Repas organiques pour aider à prévenir le cancer:

Renforcer et Stimuler naturellement votre système immunitaire pour combattre le cancer

Par

Joe Correa CSN

COPYRIGHT

Cette publication est destinée à fournir des renseignements précis et qui font autorité par rapport au thème abordé. Elle est vendue en sachant que ni l'auteur ni l'éditeur ne s'engagent à fournir des services ou conseils médicaux. Si une assistance ou attention médicale est requise, consultez un médecin. Ce livre est un guide et ne doit pas être utilisé de façon à porter préjudice à votre sante. Consultez un médecin avant de commencer ce programme de nutrition afin d'être sûr qu'il vous correspond.

REMERCIEMENTS

Ce livre est dédié à mes amis et à ma famille ayant eu des maladies bénignes ou graves afin que vous puissiez trouver une solution et faire les changements nécessaires dans votre mode de vie.

61 Recettes de Repas organiques pour aider à prévenir le cancer:

Renforcer et Stimuler naturellement votre système immunitaire pour combattre le cancer

Par

Joe Correa CSN

TABLE DES MATIÈRES

À PROPOS DE L'AUTEUR

Après des années de recherche, je crois sincèrement aux effets positifs qu'une alimentation correcte peut avoir sur le corps et l'esprit. Mes connaissances et expériences m'ont aidé à vivre en bonne santé au fil des ans et je les aie partagées avec ma famille et mes amis. Plus vous en savez sur la façon de manger et boire sainement, plus tôt vous aurez envie de changer votre vie et vos habitudes alimentaires.

L'alimentation est une partie essentielle de quelque processus visant à être en bonne santé et à vivre longtemps, donc commencez aujourd'hui. La première étape est la plus importante et la plus significative.

INTRODUCTION

61 Recettes de Repas organiques pour aider à prévenir le cancer: Renforcer et Stimuler naturellement votre système immunitaire pour combattre le cancer

Par Joe Correa CSN

Le cancer est une maladie qui tue des millions de gens tous les ans, et cela peut arriver quel que soit votre âge. Le cancer touche aussi des personnes menant un mode de vie sain. Cependant, la meilleure chose que vous puissiez faire est de rester aussi informé que possible sur les façons de prévenir cette maladie terrible.

Des études montrent que 33% de tous les types de cancer peuvent être évités avec un mode de vie sain. Mais, ce mode de vie sain est, dans l'essentiel, lié à une alimentation saine et à l'activité physique.

Dans ce livre, nous avons préparé la meilleure sélection de recettes avec des ingrédients recommandés par les experts comme ceux qui peuvent prévenir le cancer.

Des fruits frais, différents types de légumes frais riches en fibres, prise de sel réduite, sont certaines des choses les plus importantes sur lesquelles vous devez vous concentrer lorsque vous changez votre alimentation.

Ces recettes vous aideront à atteindre un poids sain, ou votre poids idéal car votre poids est un facteur important lorsque vous essayez de mener un mode de vie sain sans cancer. L'obésité est un des facteurs menant au cancer.

Arrêter ou réduire la consommation d'alcool et arrêter de fumer aideront votre système immunitaire à se renforcer afin de pouvoir combattre les maladies.

Ces recettes utilisent les ingrédients les plus puissant contre le cancer. Par exemple, les tomates sont excellentes contre le cancer de la prostate, les oignons blanc et rouge protègeront votre estomac, votre colon, et votre rectum, et la vitamine C est importante pour l'œsophage.

Les minéraux et les vitamines peuvent être pris sous forme de suppléments, mais il est toujours recommandé de les prendre de manière plus naturelle, c'est à dire par des fruits et des légumes. Ces recettes contiennent des centaines d'autres phytonutriments qu'on ne peut pas trouver dans les tablettes vitaminées. Certaines de ces substances sont les flavonoïdes (des agrumes, baies, etc.), dans antioxydants (du raison, aubergine, chou rouge), quercitrine (des pommes et oignons), de caroténoïdes (des carottes, melons, et abricots), du lycopène (des tomates), et de la lutéine pour les yeux (des épinards et chou kale).

Changez pour de bon !

61 RECETTES DE REPAS ORGANIQUES POUR AIDER A PREVENIR LE CANCER: RENFORCER ET STIMULER NATURELLEMENT VOTRE SYSTEME IMMUNITAIRE POUR COMBATTRE LE CANCER

RECETTES POUR LE PETIT-DEJEUNER

1.   Smoothie à la Banane et Miel de Manuka

Ingrédients:

23cl de jus de pomme

Une poignée d'épinards émincés

1 banane, de taille moyenne

2 c.c. de miel de manuka

Du gingembre râpé

Préparation:

Mettre tous les ingrédients dans votre robot ménager et mixer. Continuer de mixer jusqu'à ce que la banane et les épinards soient onctueux. Votre smoothie au miel de manuka est prêt !

Informations nutritionnelles par part: Kcal: 238, Protéines: 7.5g, Glucides: 35g, Graisses: 5g

2. Muesli de Pomme avec Baies Goji et Graines de Lin

Ingrédients:

90g de flocons d'avoine

50g de baies de goji séchées

2 grosses pommes

3 cuillères à soupe de graines de lin

3 cuillères à soupe de miel

30cl d'eau de noix de coco

300g de yaourt nature

2 cuillères à soupe de feuilles de menthe

Sel de l'Himalaya

Préparation:

Râper les pommes dans un grand saladier. Y ajouter le yaourt, les baies Goji, les graines de lin, les flocons d'avoine, la menthe et l'eau de noix de coco dans le saladier et mélanger. Laisser le mélange au frigo pendant la nuit. Ajouter le miel et le sel dans le muesli et servir !

Informations nutritionnelles par part: Kcal: 280 Protéines: 4g, Glucides: 44.5, Graisses: 6g

3. Burrito Bio aux Épinards

Ingrédients:

2 tranches de jambon bio

1 cuillère à café de ghee

2 œufs entiers

60g d'épinards émincés

Une pincée de sel

2 cuillères à soupe de poivrons émincés

1 petite tomate émincée

Sauce au guacamole et coriandre fraiche

Préparation:

Fouetter les œufs et le sel dans un saladier et mettre de côté. Dans une poêle, à température moyenne-haute ajouter le ghee. Faire sauter les épinards, la tomate et le poivron pendant 3 minutes. Ajouter les œufs les battre avec une spatule. Lorsque les œufs brouillés sont prêts, retirer du feu et ajouter sur chaque tranche de jambon.

Rouler le jambon et faire tenir avec un cure-dent. Faire cuire la viande de manière égale et mettre dans un plat. Servir chaud avec le guacamole et la coriandre.

Informations nutritionnelles par part: Kcal: 300 Protéines: 19g, Glucides: 75.5g, Graisses: 20g

4.   Porridge de Noix de Cajous

Ingrédients:

1 banane mure, tranché

50cl de lait de coco sans sucres

½ cuillère à soupe de cannelle

75g de noix de cajous émincées

75g d'amandes émincées

75g de noix de pécan émincées

Une pincée de sel

Préparation:

Dans un saladier, mettre les noix et les amandes et recouvrir d'eau. Saupoudrer de sel, couvrir le bol et laisser reposer pendant une nuit. Égoutter et rincer à l'eau du robinet. Mettre dans un robot ménager avec la banane, le lait de coco, et la cannelle. Mixer les ingrédients jusqu'à ce que la mixture soit épaisse et onctueuse.

Mettre la mixture dans une poêle à température moyenne-haute. Cuire pendant environ 5 minutes, ou jusqu'à ce que le tout bout en mélangeant régulièrement. Séparer en 4 part dans des bols et servir avec d'autres noix émincées si vous le souhaitez.

Informations nutritionnelles par part: Kcal: 300 Protéines: 7.2g, Glucides: 17.5g, Graisses: 25.5g

5.   Omelette tomates cerises

Ingrédients:

4 œufs entiers élevés en plein air, battus

110g de faisselle

75g d'oignon blanc coupes en cubes

220g d'épinards frais

6 tomates cerises, coupées en cubes

1 cuillère à soupe d'huile d'olive

Sel et poivre

Préparation:

Ajouter l'huile d'olive dans une poêle et chauffer à température moyenne. Faire sauter les oignons jusqu'à ce qu'ils soient tendres et y ajouter les œufs battus. Cuire pendant environ 3 minutes ou jusqu'à ce que le dessous soit légèrement doré.

Ajouter le fromage, les épinards et les tomates sur une moitié de l'omelette et assaisonner avec du sel et du poivre. Replier doucement l'autre côté de l'omelette pour couvrir les légumes. Baisser la température et cuire pendant environ 2 minutes.

Mettre l'omelette dans un plat et servir avec du fromage sur le dessus.

Informations nutritionnelles par part: Kcal: 140 Protéines: 14g, Glucides: 3.5g, Graisses: 8.5g

6.   Pancakes aux amandes

Ingrédients:

120g de farine d'amandes

2 œufs entiers, de taille moyenne, élevés en plein air

10cl d'eau

½ cuillère à café de levure chimique

¼ cuillère à café de sel

¼ cuillère à café de sucre

60g de ghee

Préparation :

Mélanger la farine, le sel et la levure chimique dans un saladier et mettre de côté. Dans un autre saladier, fouetter les œufs, le sucre et 1 cuillère à soupe de ghee jusqu'à ce que le tout soit bien mélange. Verser le mélange dans le saladier avec la farine et mélanger jusqu'à ce que le tout soit onctueux. Si la mixture est trop épaisse, ajouter l'eau et mélanger jusqu'à ce que la consistance vous convienne. Couvrir avec un torchon laisser reposer pendant 15 minutes, puis mettre de côté.

Ajouter le reste du ghee dans une poêle et chauffer à température moyenne-haute. Une fois le ghee chaud, verser du mélange de pancakes jusqu'à ce que le fond de la poêle soit couvert. Cuire jusqu'à ce que le dessous soit légèrement doré et retourner pour cuire l'autre côté. Répéter la procédure avec le reste de la mixture et mettre dans un plat.

Servir chaud avec une garniture si vous le souhaitez.

Informations nutritionnelles par part: Kcal: 149 Protéines: 6.1g, Glucides: 4g, Graisses: 13,5g

7. Pudding de Noix de Coco et de Myrtilles avec Graines Chia et Pistaches

Ingrédients:

25cl de lait d'amandes

½ cuillère à café d'extrait d'amande

50g de myrtilles fraiches écrasées

3 cuillères à soupe de graines chia

1 cuillère à soupe de noix de coco râpée

25g de pistaches râpées

Préparation:

Mélanger les myrtilles, les graines chia, l'extrait d'amandes, le lait d'amandes et la noix de coco râpée dans un saladier. Mélanger les ingrédients jusqu'à ce que le tout soit mélangé.

Couvrir le saladier avec du film plastique et réfrigérer pendant au moins 12 heures avant de servir.

Servir le pudding aux myrtilles avec des pistaches sur le dessus.

Informations nutritionnelles par part: Kcal: 300 Protéines: 19g, Glucides: 50.5g, Graisses: 6.5g

8.   Tortillas à la Myrtille

Ingrédients:

1 cuillère à soupe d'huile d'olive extra vierge

4 œufs, battus

1 cuillère à soupe de beurre d'amandes

Une pincée de poivre noir

1 cuillère à café de cannelle moulue

50g de myrtilles fraiches

Préparation:

Fouetter le beurre d'amande, les œufs, la cannelle et le poivre dans un saladier et mettre de côté.

Dans une poêle, faire chauffer l'huile à température moyenne. Verser le mélange d'œufs et cuire pendant 3 minutes sans remuer. Saupoudrer de myrtilles et couvrir. Réduire la température et cuire pendant 6 à 8 minutes.

Retirer le couvercle, mettre une assiette au-dessus de la poêle et la retourner pour y mettre la tortilla. Remettre le poêle sur le feu, et cuire l'autre côté de la tortilla. Couvrir et cuire pendant 3 à 4 minutes.

Lorsque la tortilla est cuite, mettre dans un plat et servir chaud.

Informations nutritionnelles par part: Kcal: 168 Protéines: 6g, Glucides: 24.5g, Graisses: 6g

9.   Sarasin et Canneberge

Ingrédients:

100g de canneberge fraiche

168g de sarrasin

1 pomme de taille moyenne, pelée et tranchée

245g de yaourt allégé

3 blancs d'œufs

10cl de sirop d'érable

Préparation:

Préchauffer le four à 175 degrés. Etaler le sarrasin sur une plaque de cuisson pendant 5-6 minutes. Faire cuire jusqu'à ce qu'ils soient dorés.

Faire bouillir la canneberge à haute température. Cuire jusqu'à ce qu'ils éclatent. Ajouter le sarrasin, les blancs d'œufs et les tranches de pomme et mélanger. Cuire pendant 7 minutes, ou jusqu'à ce que les grains de sarrasins soient cuits. Y ajouter le sirop d'érable. Retirer du feu et laisser reposer pendant 10 minutes. Servir froid avec du yaourt.

Informations nutritionnelles par part: Kcal: 158

Protéines: 4g, Glucides: 22.5g, Graisses: 4.5g

10. Muesli de pomme et quinoa aux noix

Ingrédients:

65g de noix moulues

2 grosses pommes

3 c.s. de graines de lin

3 c.s. de sucre brun

30cl d'eau de noix de coco

300g de yaourt

180g de quinoa

2 cuillères à soupe de feuilles de menthe

Préparation:

Laver et peler les pommes. Les couper en petit morceaux et les mettre dans un grand saladier. Ajouter le yaourt, les noix, les graines de lin, les grains de quinoa, les feuilles de menthe et l'eau de noix de coco dans un saladier et bien mélanger. Laisser au réfrigérateur pendant une nuit.

Ajouter du miel sur le dessous.

Informations nutritionnelles par part: Kcal: 215 Protéines: 8.3g, Glucides: 24.4g, Graisses: 10.5g

11. Crème froide aux bleuets

Ingrédients:

240g de crème allégée

100g de bleuets frais

6cl de lait allégé

2 blancs d'œufs

1 c.s. de miel

1 c.c. de sucre brun

Préparation:

Mettre les ingrédients dans un grand saladier. Battre avec une fourchette. Mettre au freezer pendant environ 30 minutes. Cette mixture crémeuse va parfaitement avec une tranche de pain de sarrasin.

Informations nutritionnelles par part: Kcal: 101 Protéines: 2.5g, Glucides: 19.5g, Graisses: 0g

12.   Flocons d'avoine au beurre de cacahuètes

Ingrédients:

90g de flocons d'avoines, cuits

20cl de lait d'amandes sans sucre

2 c.s. de beurre de cacahuètes

1 c.s. de sirop de fraise

1 c.c. de cannelle

Préparation:

Mettre les ingrédients dans un saladier et mélanger jusqu'à ce que vous ayez une mixture onctueuse. Si nécessaire, ajouter de l'eau. Verser la mixture dans des grands verres et laisser au réfrigérateur pendant la nuit.

13. Sandwich aux œufs et fromage au persil séché

Ingrédients:

4 œufs

225g de faisselle

1 c.c. de persil séché

8 tranches fines de pain complet

Sel

Préparation:

Faire bouillir les œufs pendant 10 minutes. Laisser refroidir et enlever la coque. Couper en tranches fines – environ 5-6 tranches par œuf. Ajouter 1 c.s. de faisselle sur le pain et y mettre l'œuf, tranché.

Informations nutritionnelles par part: Kcal: 280 Protéines: 14g, Glucides: 27g, Graisses: 13g

14. Blancs d'œufs au plat à la faisselle

Ingrédients:

4 œufs

225g de faisselle

6cl de lait écrémé

1 c.s. d'huile d'olive

Sel

Préparation:

Séparer les blancs d'œufs des jaunes. Huiler un poêle avec l'huile d'olive. Chauffer à température moyenne-haute. Fouetter les blancs d'œufs, la faisselle et le lait. Ajouter du sel. Frire pendant 3-4 minutes, en mélangeant constamment.

Informations nutritionnelles par part: Kcal: 360 Protéines: 34g, Glucides: 12.5g, Graisses: 17.5g

15. Toast à la feta et aux œufs

Ingrédients:

4 tranches de pain complet

3 œufs

225g d'épinards, émincés

70g de feta

2 c.s. d'huile d'olive vierge

Préparation:

Battre les œufs avec une fourchette dans un saladier. Couper la feta en petits cubes et ajouter au saladier. Graisser la poêle avec l'huile d'olive. Faire chauffer à température moyenne-haute et frire les épinards pendant quelques minutes, en mélangeant constamment. Ajouter les œufs et la feta et faire frire pendant quelques minutes.

Mettre le pain au grille-pain pendant 2 minutes servir avec le mélange d'œufs, d'épinards et de feta.

Informations nutritionnelles par part: Kcal: 317 Protéines: 15.5g, Glucides: 20.5g, Graisses: 19.5g

16.   Omelette d'épinards

Ingrédients:

4 œufs

225g d'épinards, émincés

1 c.s. de poudre d'oignon

¼ c.c. de piment rouge moulu

¼ c.c. de sel de mer

1 c.s. de Parmesan

1 c.s. d'huile d'olive

Préparation:

Battre les œufs avec une fourchette, dans un grand saladier. Ajouter les épinards et le Parmesan. Bien mélanger. Assaisonner la poudre d'oignon, le piment rouge et le sel de mer.

Chauffer l'huile d'olive à température moyenne. Ajouter le mélange avec les œufs et frire pendant 2-3 minutes.

Informations nutritionnelles par part: Kcal: 215 Protéines: 24g, Glucides: 3g, Graisses: 14g

17.   Céréales au quinoa

Ingrédients:

170g de céréales au quinoa

180g de prunes, coupées en moitie et dénoyautées

1 c.s. de sucre

2 c.s. de sirop d'érable

1 c.s. d'huile de coco, fondue

½ c.c. de cannelle, moulue

1 c.c. d'extrait de vanille

Eau

Préparation:

Mettre les prunes dans une grande poêle et ajouter assez d'eau pour les couvrir. Faire bouillir et cuire pendant 10 minutes, ou jusqu'à ce qu'elles soient tendres. Retirer du feu et égoutter. Mettre de côté.

Utiliser la même poêle pour faire bouillir 40cl d'eau. Ajouter les céréales au quinoa, le sucre, le sirop d'érable, l'huile de coco, la cannelle, et l'extrait de vanille. Réduire la température au minimum et cuire jusqu'à ce que le mélange soit épais. Cela devrait prendre à peu près 5 minutes. Retirer du feu et mettre dans des bols. Saupoudrer de prunes.

Informations nutritionnelles par part: Kcal: 131 Protéines: 4.4g, Glucides: 23g, Graisses: 3g

18.   Bananes à la Noix de Coco

Ingrédients:

2 grosses bananes, tranchées dans le sens de la longueur

20cl de lait de coco

1 c.c. d'huile de coco

1 c.c. d'extrait de coco

2 c.s. de sirop d'agave

¼ c.c. de cannelle

Préparation:

Verser 20cl de lait de coco dans une petite poêle. Faire bouillir et ajouter l'huile de coco, l'extrait de coco et le sirop d'agave. Cuire pendant une minute et retirer du feu. Laisser refroidir pendant un moment.

Verser cette mixture sur chaque tranche de banane et saupoudrer de cannelle. Servir froid.

Informations nutritionnelles par part: Kcal: 182 Protéines: 2.6g, Glucides: 28.8g, Graisses: 7.3g

19.　Toast à l'Aubergine

Ingrédients:

1 grosse aubergine

3 œufs

¼ c.c. de sel de mer

1 c.s. d'huile

½ c.c. de cannelle

Préparation:

Peler l'aubergine et couper dans le sens de la longueur en tranches. Saupoudrer l'aubergine de sel de chaque côté. Laisser reposer pendant quelques minutes. Rincer et presser pour enlever le liquide en trop.

Pendant ce temps, mélanger les œufs avec de la cannelle dans un grand saladier. Faire chauffer 1 c.s. d'huile dans une poêle à haute température.

Mettre les tranches d'aubergine dans la mixture aux œufs. Faire quelques incisions dans les aubergines pour laisser les tranches s'imprégner de la mixture. Faire frire jusqu'à ce qu'elles soient dorées de chaque côté. Servir votre toast chaud.

Informations nutritionnelles par part: Kcal: 118 Protéines: 4g, Glucides: 12g, Graisses: 8g

20.   Pancakes à la feta et à la banane

Ingrédients:

300g de bananes tranchées

60g de farine de riz

10cl de lait allégé

10cl de lait d'amandes

3 c.s. de sucre brun

1 c.c. d'extrait de vanille

1 œuf

10cl de crème allégée

Spray de cuisson

Préparation:

Mélanger les tranches de bananes, la farine de riz, les laits dans un saladier et mixer avec un batteur électrique jusqu'à ce que la mixture soit onctueuse. Couvrir et laisser refroidir pendant 15 minutes.

Dans un autre saladier, mélanger la crème, le sucre, l'extrait de vanille et l'œuf. Battre avec une fourchette ou avec un batteur électrique. Il faut une mixture légère. Mettre de côté.

Huiler la poêle avec du spray de cuisson. Utiliser ¼ du mélange de bananes pour un pancake. Frire les pancakes pendant environ 2-3 minutes de chaque côté. Ce mélange devrait donner 4 pancakes.

Etaler 1 c.s. de fromage sur chaque pancake et servir.

Informations nutritionnelles par part: Kcal: 340 Protéines: 22g, Glucides: 42g, Graisses: 8.5g

RECETTES POUR LE DEJEUNER

21. Cuisses de poulet au gingembre et au chili

Ingrédients:

1kg de cuisses de poulet (avec la peau et les os)

1 cuillère à soupe de poudre de chili

Basilic frais

Poivre noir, fraichement moulu

Sel de mer

50cl d'eau de noix de coco

1 cuillère à soupe de gingembre frais râpé

1 cuillère à soupe de graines de coriandre

8 gousses d'ail pelées et pressées

Préparation:

Mettre les cuisses de poulet et l'ail dans une cocotte-minute. Ajouter le reste des condiments, en les saupoudrant sur les cuisses de poulet. Verser l'eau de noix de coco sur le poulet et ajouter le basilic frais. Couvrir la cocotte et faire chauffer à basse température. Vous devez faire cuire pendant 8 à 10 heures avant qu'elles soient assez tendres. Le liquide devrait sentir le chili un fois le poulet cuit.

Informations nutritionnelles par part: Kcal: 262 Protéines: 26.6g, Glucides: 17.4g, Graisses: 8g

22. Ragout de bœuf

Ingrédients:

1kg de bœuf

1 cuillère à soupe d'huile de lin

170g de purée de tomates

2 poignées de bébé carottes

2 patates douces en quartiers

1 oignon jaune coupé en cubes

1 poignée de champignons frais

½ cuillère à soupe de sel

1 feuille de laurier

60cl de bouillon de bœuf

60g de petits pois congelés

1 cuillère à café de thym

3 gousses d'ail pressées

Préparation:

Utiliser une poêle et la faire chauffer à feu fort. Y ajouter l'huile et le bœuf. Faire frire le bœuf de chaque côté jusqu'à ce qu'il soit brun. Il se peut que vous ayez à ajouter de l'huile pour qu'il soit bien cuit. Une fois le bœuf cuit, mettre dans une cocotte-minute. Dans la même poêle, ajouter les oignons et baisser légèrement la température. Cuire les oignons pendant environ 5 minutes.

Verser environ 5cl d'eau et la purée de tomate dans la poêle pour y mettre les morceaux restant de bœuf et d'oignons. Puis verser la mixture sur le bœuf dans la cocotte. Rajouter le reste des ingrédients et bien mélanger, surtout si le liquide est épais. Couvrir et mettre à feu doux et cuire pendant environ une heure. 15 minutes avant d'enlever du feu, ajouter les petits pois pour qu'ils cuisent.

Informations nutritionnelles par part: Kcal: 220 Protéines: 12g, Glucides: 16g, Graisses: 13.2g

23. Ragout de Chili

Ingrédients:

500g de bœuf moulu

8 gousses d'ail pressées

1 cuillère à café de poudre d'ail

2 cuillères à soupe l'huile d'olive

1 cuillère à soupe de cumin

3 cuillères à soupe de poudre de chili

160g de champignons tranchés

500g de bœuf à ragout

1 courgette de taille moyenne tranchée

1 oignon de taille moyenne en cubes

800g de sauce tomate

½ 60g de purée de carottes

20cl de bouillon de bœuf

Préparation:

Mettre le bœuf moulu dans une poêle à frire avec un peu d'huile. Faire cuire le bœuf jusqu'à ce qu'il soit doré à haute température. Une fois doré, mettre le bœuf dans la cocotte-minute. Dans la cocotte, ajouter le cumin, la purée de carottes, la poudre de chili, le bouillon de bœuf, la sauce tomate et la poudre d'ail au bœuf. Bien mélanger.

Utiliser la poêle pour faire sauter les oignons, les champignons, la courgette et l'ail. Le but est que chaque légume devienne tendre. Une fois les légumes tendres, les ajouter à la cocotte. Mettre le bœuf à ragout dans la poêle avec l'huile d'olive et de la poudre de chili. Faire frire jusqu'à ce que le bœuf soit brun et ajouter à la cocotte. Couvrir et baisser la température et cuire pendant 5 à 8 heures.

Informations nutritionnelles par part: Kcal: 170 Protéines: 7g, Glucides: 21.7g, Graisses: 6.6g

24.   Ragout de Nachos

Ingrédients:

500g de bœuf moulu

1 oignon pelé et en cubes

180g d'haricots rouges épicés

180g de maïs en conserve

10cl de sauce tomate

2 c.s. de mélange pour tacos

225g de faisselle

100g d'oignons verts, en cubes

Préparation:

Cuire le bœuf moulu à température moyenne-haute, en mélangeant de temps en temps. Cela devrait prendre environ 30 minutes. Retirer du feu et bien égoutter. Couper en morceaux et mélanger avec les haricots rouges, le maïs, la sauce tomate et le mélange à tacos. Bien mélanger et laisser mijoter pendant environ 10 minutes.

Préchauffer le four à 175 degrés. Verser la moitié dans un plat. Saupoudrer de faisselle et d'oignons et ajouter le reste du bœuf. Cuire pendant environ 25 minutes.

Informations nutritionnelles par part: Kcal: 450 Protéines: 32.8g, Glucides: 18.4g, Graisses: 29g

25.   Bar Rayé

Ingrédients:

4 gros bars rayés

1 cuillère à soupe d'huile d'olive

½ c.c. de sel de mer

¼ c.c. de poivre noir

225g de faisselle

Préparation:

Mélanger l'huile, le sel et le poivre. Utiliser un pinceau de cuisine pour étaler le mélange sur le poisson. Faire griller le poisson à température moyenne-haute, de chaque côté pendant environ 5 minutes. Servir avec la faisselle.

Informations nutritionnelles par part: Kcal: 154 Protéines: 28g, Glucides: 5g, Graisses: 8.3g

26.   Poulet aux Légumes Verts

Ingrédients:

3 parts d'escalopes de poulet (environ 500g)

500g d'épinards émincés

245g de yaourt allégé

3 poivrons verts

3 piments chili

2 petits oignons, en cubes

1 c.s. de gingembre moulu

1 c.c. de poudre de piment rouge

4 c.s. d'huile

Sel

Préparation:

Laver et essuyer le poulet en utilisant du sopalin. Couper en petits morceaux. Couper l'oignon et les poivrons finement et mettre de côté.

Faire chauffer l'huile dans une poêle. Ajouter l'oignons et les poivrons et faire sauter pendant quelques minutes.

Ajouter les morceaux de poulet, le gingembre moulu, la poudre de piment rouge, et le sel. Faire frire pendant 10 minutes ou jusqu'à ce que le poulet devienne doré.

Pendant ce temps, mélanger le yaourt avec les épinards dans un robot ménager. Bien mélanger pendant 30 secondes. Ajouter ce mélange à la poêle et faire frire jusqu'à ce que les épinards soient bien tendres. Couvrir, retirer du feu et laisser de côté pendant 10 minutes avant de servir.

Informations nutritionnelles par part: Kcal: 380 Protéines: 16g, Glucides: 54.5g, Graisses: 12g

27. Poulet à la Sauce Champignon

Ingrédients:

500g de poulet, sans peau

2 c.s. de farine

80g de champignons

80g d'haricots verts cuits

5cl de bouillon de poulet

½ c.c. de sel de mer

¼ c.c. de poivre noir

4 c.s. d'huile d'olive

Préparation:

Laver et essuyer le poulet. Dans un grand saladier, mélanger la farine avec le sel et le poivre. En enduire le poulet et mettre de côté. Faire chauffer l'huile d'olive à température moyenne et faire frire le poulet pendant 5 minutes de chaque côté. Retirer de la poêle et mettre dans une assiette. Dans la même poêle ajouter le bouillon de poulet, les haricots verts, et les champignons. Faire bouillir et cuire pendant environ 2-3 minutes. Retourner le poulet et cuire pendant 20 minutes, en mélangeant de temps en temps, ou jusqu'à ce que l'eau s'évapore. Servir chaud.

Informations nutritionnelles par part: Kcal: 290 Protéines: 21g, Glucides: 36g, Graisses: 7g

28. Mélanges d'Haricots Rouges

Ingrédients:

180g d'haricots rouges, en conserve et cuits

80g de haricots verts

40g de champignons

225g de faisselle

225g de yaourt Grec

2 blancs d'œufs

2 c.s. d'huile de coco

1 c.c. de sel de mer

Préparation:

Mettre les ingrédients dans un robot ménager. Bien mélanger pendant 30 secondes. Préchauffer le four à 150 degrés. Enduire une plaque de cuisson avec 2 c.s. d'huile d'olive. Y mettre les haricots et cuire pendant 10-15 minutes. Il faut que le tout devienne brun. Retirer du four et laisser refroidir pendant environ 10 minutes et couper en quatre parts. Servir chaud.

Informations nutritionnelles par part: Kcal: 193 Protéines: 5.4g, Glucides: 23.6g, Graisses: 10.2g

29. Poulet à la Grecque

Ingrédients:

4 escalopes de poulet en moitié

225g de faisselle

110g de yaourt grec

150g de concombres en cubes

100g de laitue émincée

100g de tomates cerises

50g d'oignons émincés

5 gousses d'ail

2 c.s. de jus de citron frais

1 c.s. d'origan séché

½ c.c. de poivron rouge

½ c.c. de sel

2 c.s. d'huile d'olive

6 pitas complets, en quartiers

Préparation:

Laver et couper la viande en petits morceaux. Mettre de côté.

Mélanger la faisselle, le yaourt grec, les légumes et les condiments dans un robot ménager. Bien mélanger pendant 30 secondes. Chauffer l'huile d'olive à température moyenne. Faire frire les morceaux de poulet pendant 20 minutes, en mélangeant constamment. Ajouter les légumes à la poêle. Bien mélanger et cuire pendant 10 minutes. Retirer du feu et en faire 6 parts. Servir avec les pitas.

Informations nutritionnelles par part: Kcal: 498 Protéines: 23.6g, Glucides: 23.5g, Graisses: 24

30. Faisselles aux légumes frits

Ingrédients:

225g de faisselle

1 petit oignon

1 petite carotte

1 petite carotte

2 poivrons rouges de taille moyenne

Sel

1 c.s. d'huile d'olive

Préparation:

Laver et essorer les légumes avec du sopalin. Couper en petites tranches. Chauffer l'huile d'olive à température moyenne et faire frire les légumes pendant 10 minutes, en mélangeant constamment. Ajouter le sel et bien mélanger. Attendre jusqu'à ce que les légumes soient tendres, puis ajouter la faisselle. Bien mélanger et frire pendant 2-3 minutes. Retirer du feu et servir.

Informations nutritionnelles par part: Kcal: 122 Protéines: 11.5g, Glucides: 8.5g, Graisses: 5.5g

31.   Burritos d'Haricots Verts

Ingrédients:

100g d'haricots verts cuits

500g de veau en cubes

100g de cheddar

50g d'oignons émincés

1 c.c. de piment rouge moulu

1 c.c. de poudre de chili

6 tortillas complètes

Préparation:

Mélanger la viande avec le poivron rouge, la poudre de chili, et l'oignon dans la poêle. Bien mélanger pendant 15 minutes à basse température. Retirer du feu.

Mélanger le cheddar avec les haricots verts dans un robot ménager. Bien mélanger pendant environ 30 secondes. Ajouter ce mélange à la viande. Diviser la mixture en 6 parts et mettre dans les tortillas. Rouler et servir.

Informations nutritionnelles par part: Kcal: 370 Protéines: 15 g, Glucides: 55.5g, Graisses: 11g

32. Lentilles Toastées

Ingrédients:

100g de lentilles crues

1 c.s. de sel

2 c.s. d'huile d'olive

1 c.c. de poivre

1 c.c. de poudre de chili rouge

1 c.c. de cannelle

Préparation:

Il faut d'abord faire cuire les lentilles. Verser 20cl d'eau dans une poêle et faire bouillir. Ajouter les lentilles et laisser bouillir pendant 15-20 minutes, jusqu'à ce qu'elles soient tendres mais qu'elles n'éclatent pas. Retirer du feu et bien rincer avec de l'eau froide. Égoutter et mettre de côté.

Préchauffer le four à 150 degrés. Dans un grand saladier, enduire les lentilles, de sel et d'huile d'olive, de poivre, de poudre de chili et de cannelle. Etaler les lentilles dans un plat et cuire pendant environ 20 minutes.

Elles peuvent être gardées à l'abri de l'air pendant 15 jours.

Informations nutritionnelles par part: Kcal: 110 Protéines: 8g, Glucides: 19g, Graisses: 3.5g

33.   Boulettes de Fruits de Mer

Ingrédients:

750g de poisson blanc

Sel de mer

Poivre noir, fraichement moulu

500g de crevettes

½ c.c. de jus de citron

125g de farine d'amandes

2 cuillères à soupe de sauce tartare

10cl d'eau

3 cuillères à soupe de persil frais

3 œufs

Graisse d'oie

Préparation:

Utiliser un robot ménager pour faire une pâte avec 2 œufs, 65g de farine d'amandes, les crevettes, le poisson blanc, le persil et le jus de citron, mixer jusqu'à ce que la mixture soit onctueuse. Prendre un saladier, verser de l'eau et y ajouter un œuf. Fouetter les deux mélanges. Dans un autre saladier ajouter le reste de la farine et ajouter du sel et du poivre.

Prendre un saladier et tout mélanger. Puis faire des petites boulettes avec le mélange. Les mettre dans une poêle et faire frire pendant 15 minutes. Servir avec de la sauce tartare.

Informations nutritionnelles par part: Kcal: 101 Protéines: 9.4g, Glucides: 10.2g, Graisses: 3.7g

34.   Crevettes au Piment de Cayenne

Ingrédients:

1kg de crevettes pelées et de-veinées

2 cuillères à soupe de jus de citron

Piment de Cayenne

Poivre noir

Sel de mer

4 gousses d'ail émincées

3 cuillères à soupe de beurre

2 cuillères à soupe de persil frais émincé

2 cuillères à soupe de graisse

Préparation:

Mettre le beurre dans une poêle. Chauffer jusqu'à ce que le beurre soit fondu et y ajouter les crevettes. Frire les crevettes jusqu'à ce qu'elles soient presque opaques. Mettre les crevettes dans une autre poêle pendant une minute ou deux. Ajouter le reste des ingrédients et l'ail dans la poêle. Couvrir et faire cuire pendant 20 minutes à température moyenne.

Informations nutritionnelles par part: Kcal: 162 Protéines: 24.6g, Glucides: 1.7g, Graisses: 6.2g

35.   Ragout de Poulet

Ingrédients:

800g de tomates rôties

12 cuisses de poulet sans peau et os

1 cuillère à soupe de basilic frais

25cl de lait de coco

Sel & poivre

20cl de purée de tomates

3 pousses de cèleri émincé

3 carottes émincées

2 cuillères à soupe d'huile de coco

1 oignon émincé finement

4 gousses d'ail émincées

½ conserve de champignons

Préparation:

Verser l'huile de coco dans une poêle et faire cuire à haute température. Ajouter le cèleri, les oignons et les carottes et frire pendant 5 à 10 minutes. Y ajouter la purée de tomates, le basilic, l'ail et les champignons et l'assaisonnement. Mélanger jusqu'à ce que les légumes soient couverts de sauce tomate. En même temps couper le poulet en petits morceaux.

Ajouter le poulet à la poêle, l'huile de coco et y ajouter les tomates. Mélanger pour que tous les mélanges soient bien incorporés. Baisser la température et cuire pendant environ 30 minutes. Les légumes et le poulet doivent être cuits avant de couper le feu. Verser le lait de coco sur le dessus avant de servir !

Informations nutritionnelles par part: Kcal: 189 Protéines: 4.2g, Glucides: 25.1g, Graisses: 8g

36.   Soupe d'Automne

Ingrédients:

3 patates douces tranchées

Sel

Extrait de vanille

2 fenouils tranchés

425g de purée de citrouille

1 gros oignons tranché

Huile de coco

Mélange pour tarte à la citrouille

150cl d'eau bouillante

Préparation:

Dans une casserole, faire chauffer 1 cuillère à soupe d'huile à haute température. Puis baisser la température et ajouter l'oignon et le fenouil. Continuer de cuire jusqu'à ce qu'ils soient caramélisés. Ajouter le reste des ingrédients à la casserole et cuire jusqu'à ce que les patates douces soient tendres. Cuire à basse températures pour un meilleur résultat. Une fois le tout cuit, mélanger jusqu'à ce que le tout soit onctueux et ajouter du sel.

Informations nutritionnelles par part: Kcal: 115 Protéines: 8.2g, Glucides: 14.3g, Graisses: 3.2g

37. Poulet à l'Espagnole

Ingrédients:

6 cuisses de poulet

Une moitié de chou-fleur

Sel

1 conserves de tomates

250g de choux de Bruxelles

1 chorizo de taille moyenne

3 courgettes de taille moyenne

Préparation:

Faire chauffer l'huile dans une poêle. Faire frire les cuisses de poulet, enlever la peau si vous le souhaitez, jusqu'à ce qu'elles soient dorées. Retirer le poulet dans la poêle et mettre dans une grande casserole. Couper le chorizo et cuire pendant 3 minutes. Puis ajouter à la casserole.

Trancher les courgettes et séparer le chou-fleur en fleurets et les ajouter à la casserole, ainsi que les choux de Bruxelles. Ajouter le sel et les tomates. Baisser la température et faire cuire pendant une heure. Servir avec du maïs.

Informations nutritionnelles par part: Kcal: 430 Protéines: 34.8g, Glucides: 39.5g, Graisses: 15g

38.   Pointes de Bœuf aux Oignons et aux Champignons

Ingrédients:

1kg de bœuf à ragout, en cubes

Sel et poivre moulu

2 cuillères à soupe d'huile d'olive

150g de champignons

40cl de bouillon de bœuf

½ oignon blanc, émincé

1 cuillère à soupe d'ail émincé

Préparation:

Assaisonner le bœuf avec le sel et le poivre et bien mélanger.

Dans une cocotte-minute à température moyenne-haute, ajouter l'huile et cuire le bœuf de chaque côté. Ajouter l'ail et les oignons, faire sauter pendant 2 minutes et ajouter les champignons et le bouillon de bœuf.

Couvrir avec un couvercle, et réduire la température. Laisser mijoter pendant environ 30 minutes ou jusqu'à ce la viande soit tendre et cuite.

Ajuster l'assaisonnement et mettre dans un plat. Servir immédiatement.

Informations nutritionnelles par part: Kcal: 158 Protéines: 18.8g, Glucides: 2.7g, Graisses: 8g

39. Dinde à la sauce d'orange

Ingrédients:

2 cuillères à soupe d'huile d'olive vierge

500g de tranches de dinde

Sel et poivre noir moulu

20cl de bouillon de poulet

2 cuillères à soupe d'huile d'olive, pour la sauce

2 paquets de sucre

2 cuillères à café de zeste d'orange râpé

2 cuillères à soupe de jus d'orange frais

1 cuillère à café de piment de Cayenne

Préparation:

Assaisonner les tranches de dinde avec du sel et du poivre de chaque côté. Chauffer l'huile d'olive à température moyenne. Faire brunir la viande de chaque côté et mettre dans une assiette. Mettre de côté. Ajouter l'huile, le zeste d'orange, le jus d'orange, le piment de Cayenne, et le bouillon dans la poêle et cuire jusqu'à ce que le tout mijote. Remettre la viande dans la poêle et bien mélanger la sauce.

Couvrir, faire bouillir et baisser la température. Laisser mijoter pendant 45 à 60 minutes ou jusqu'à ce que la viande soit tendre et cuite. Si la sauce n'est pas encore épaisse, cuire sans le couvercle jusqu'à ce que vous ayez la consistance souhaitée.

Mettre la viande de dinde dans un plat, verser la sauce et servir immédiatement.

Informations nutritionnelles par part: Kcal: 123 Protéines: 13.5g, Glucides: 16.8g, Graisses: 2.8g

40.   Curry Thaï de Bœuf

Ingrédients:

1kg de palette de bœuf, tranché finement

2 cuillères à soupe d'huile d'olive

2 cuillères à soupe de feuilles de citron kéfir

20cl de lait de coco

10cl de bouillon de bœuf ou d'eau (optionnel)

3 c.c. de sucre

1 cuillère à café de sel

20g de pâte de curry Patan

Préparation :

Dans une casserole à ragout à température moyenne-haute, ajouter 1 cuillère à soupe d'huile et faire frire les feuilles de citron brièvement. Ajouter la pâte de curry, réduire la température et cuire pendant environ 3 minutes ou jusqu'à ce que les aromes se fassent sentir.

Ajouter la viande et cuire pendant 5 minutes en remuant de temps en temps. Ajouter le bouillon et le lait de coco. Remuer pour que tous les ingrédients se mélangent bien et couvrir. Faire bouillir et réduire la température. Laisser mijoter pendant 30 à 35 minutes ou jusqu'à ce que le bœuf soit tendre et bien cuit.

Adapter l'assaisonnement et cuire jusqu'à atteindre la consistance souhaitée.

Mettre le bœuf dans des bols individuels et servir immédiatement.

Informations nutritionnelles par part: Kcal: 420 Protéines: 20.5g, Glucides: 19.6g, Graisses: 32.2g

RECETTES DE DINER

41. Steaks de Thon Grillés

Ingrédients:

10g de feuilles de coriandre émincées

3 gousses d'ail, pressées

2 cuillères à soupe de jus de citron

10cl l'huile d'olive

4 steaks de thon

½ cuillère à café de paprika

½ cuillère à café de cumin, moulu

½ cuillère à café de poudre de chili

Sel et poivre noir

Préparation:

Ajouter la coriandre, l'ail, le paprika, le cumin, la poudre chili et le jus de citron dans un robot ménager et mixer. Ajouter petit à petit l'huile et mixer les ingrédients jusqu'à ce que la mixture soit onctueuse.

Mettre la mixture dans un bol, ajouter le poisson et remuer pour que le poisson soit enduit de sauce. Laisser refroidir pour que les saveurs se mélangent bien avec le poisson.

Préchauffer le charbon/ le grill. Huiler la grille, mettre le poisson sur le feu et cuire pendant 3 à 4 minutes de chaque côté.

Retirer le poisson du grill, mettre dans un plat, et servir avec des quartiers de citron et la sauce.

Informations nutritionnelles par part: Kcal: 240 Protéines: 53.5g, Glucides: 4g, Graisses: 2g

42.   Burritos d'haricots verts

Ingrédients:

125g de haricots verts

500g de bœuf moulu

100g de faisselle

50g d'oignon émincés

1 c.c. de piment rouge moulu

1 c.c. de poudre de chili

6 tortillas complètes

Préparation:

Cuire la viande et rincer. Couper en petits morceaux et mettre dans la poêle. Ajouter le piment rouge moulu, la poudre de chili, et les oignons. Mélanger pendant 15 minutes. Retirer du feu.

Mélanger la faisselle avec les haricots verts. Mixer pendant 30 secondes. Ajouter le mélange à la viande. Diviser en 6 parts et étaler sur les tortillas. Enrouler dans les tortillas et servir.

Informations nutritionnelles par part: Kcal: 310 Protéines: 14.5g, Glucides: 45.2g, Graisses: 8.3g

43.   Purée d'œufs et d'avocats

Ingrédients:

4 œufs

20cl de lait écrémé

½ avocat

Préparation:

Faire bouillir les œufs pour faire des œufs durs. Retirer du feu et laisser refroidir. Peler et couper les œufs. Ajouter une pointe de sel et mettre au réfrigérateur pendant environ 30 minutes. Mettre dans un robot ménager. Couper l'avocat en petits morceaux et rajouter au robot ménager. Verser le lait et mixer pendant 30 minutes. Cette purée doit être mangée immédiatement.

Informations nutritionnelles par part: Kcal: 205 Protéines: 13.4g, Glucides: 5.7g, Graisses: 13.9g

44.   Salade de Noix et de Fraise

Ingrédients:

50g de noix moulues

100g de fraises fraiches

1 c.s. de sirop de fraise

2 c.s. de crème allégée

1 c.s. de sucre brun

Préparation:

Laver et couper les fraises en petits morceaux. Mélanger avec les noix moulues dans un bol. Dans un autre bol, mélanger le sirop de fraise, la crème allégée, et le sucre brun. Battre avec une fourchette et verser sur le dessus de la salade.

Informations nutritionnelles par part: Kcal: 131 Protéines: 4.4g, Glucides: 23g, Graisses: 3g

45. Œufs au Gingembre

Ingrédients:

3 œufs

2 c.s. d'huile d'olive

1 c.c. de gingembre râpé

1/5 c.c. de poivre

¼ c.c. de sel de mer

Préparation:

Battre les œufs avec une fourchette. Ajouter le gingembre et le poivre. Bien mélanger et frire dans l'huile d'olive pendant quelques minutes. Servir chaud. Assaisonner de sel de mer.

Informations nutritionnelles par part: Kcal: 74, Protéines: 2.4g, Glucides: 8.1g, Graisses: 4.2g

46.   Pâté de graines chia

Ingrédients:

80g de poudre de graines chia

40g de graines chia

50g de faisselle

3-4 gousses d'ail

5cl de lait écrémé

1 c.s. de moutarde

¼ c.c. de sel

Préparation:

Emincer l'ail et mélanger à la moutarde. Dans un grand saladier, mélanger la faisselle avec le lait, le sel, le poudre et les graines chia. Bien mélanger et ajouter l'ail et la moutarde. Laisser au réfrigérateur pendant une heure.

Informations nutritionnelles par part: Kcal: 40, Protéines: 2.6g, Glucides: 6.2g, Graisses: 4.7g

47.   Salade de Poulet

Ingrédients:

3 escalopes de poulet sans peau ni os

60g de laitue émincée

5 tomates cerises

2 c.s. de crème allégée

1 c.s. d'huile d'olive

1 c.c. de persil émincé

1 c.s. d'huile de tournesol

1 c.c. de poudre de chili

1 c.s. de jus de citron

Sel

Préparation:

Couper les escalopes de poulet en petits cubes. Mélanger l'huile de tournesol, le persil, la poudre de chili, et le jus de citron pour faire une marinade. Mettre les morceaux de poulet sur une plaque de cuisson, arroser de marinade, et cuire à 175 degrés pendant environ 30 minutes. Retirer du feu.

Pendant ce temps, mélanger les tomates cerises avec la laitue émincée et la crème allégée. Ajouter les morceaux de poulet et assaisonner avec du sel et l'huile d'olive.

Informations nutritionnelles par part: Kcal: 102 Protéines: 9.8g, Glucides: 5.2g, Graisses: 4.8g

48.   Salade œufs et oignons

Ingrédients:

2 oignons de taille moyenne

4 œufs durs

1 carotte râpée

70g d'épinards émincés

1 c.s. de gingembre frais râpé

1 c.s. de jus de citron

1 c.s. d'huile d'olive

1 c.c. de curcuma moulu

Sel

Préparation:

Peler et émincer les oignons. Saler et laisser reposer 15-20 minutes. Laver et presser, et verser le jus sur les oignons. Pendant ce temps, faire bouillir les œufs pendant environ 10 minutes, retirer du feu, peler, et couper en cubes. Mélanger avec les épinards, la carotte et le gingembre. Ajouter les oignons et assaisonner d'huile d'olive, de sel, et de curcuma. Servir froid.

Informations nutritionnelles par part: Kcal: 365 Protéines: 36.4g, Glucides: 8.7g, Graisses: 21.9g

49.   Crevettes aux agrumes et au poivre

Ingrédients:

500g de crevettes fraiches, pelées et dé-veinées

1 citron bio, pressé et son zeste

½ cuillère à café de poivre noir, fraichement moulu

½ cuillère à café de sel

½ cuillère à café de poudre de chili

1 cuillère à soupe d'huile d'olive extra vierge

2 cuillères à soupe de persil émincé finement

Préparation:

Mélanger le zeste de citron, le jus de citron, le sel, le poivre noir, et la poudre de chili dans un grand saladier et ajouter aux crevettes. Remuer pour que les crevettes s'enduisent de marinade et laisser reposer pendant 2 heures pour mariner.

Dans un wok ou une poêle à haute température, ajouter l'huile lorsque le plat est très chaud. Frire les crevettes pendant environ 5 minutes ou jusqu'à ce qu'elles soient opaques et bien cuites.

Mettre dans un plat, saupoudrer de persil et servir avec des quartiers de citron si vous le souhaitez.

Informations nutritionnelles par part: Kcal: 142 Protéines: 20.3g, Glucides: 2.8g, Graisses: 6.2g

50. Escalopes de poulet fourrées au chou kale et aux tomates

Ingrédients:

4 escalopes de poulet (100g chacune) sans peau

1 à 2 cuillères à soupe d'huile d'olive

50g de fromage de chèvre frais

25g de chou kale émincé

40g de tomates séchées, émincé finement

Sel et poivre noir moulu

Préparation:

Préchauffer le four à 200 degrés. Huiler un plat et mettre de côté.

Ajouter 10cl d'eau dans une poêle, à température moyenne-haute et faire bouillir. Ajouter le chou kale, les tomates séchées et ½ cuillère à soupe d'huile et cuire jusqu'à ce que le chou kale et les tomates se soient attendris. Assaisonner de sel et de poivre et retirer la poêle du feu.

Couper chaque escalope en tranches fines ou utiliser un marteau de cuisine. Mettre la viande sur une surface de travail et ajouter 1 cuillère à soupe de fromage au centre. Mettre la mixture tomate-kale au centre de chaque tranche, en dessous, et assaisonner de sel et de poivre.

Enrouler le poulet pour entourer la farce. Y mettre un cure dent afin que le tout tienne en place. Huiler le haut du poulet et mettre le tout dans le plat.

Cuire au four pendant environ 25 minutes ou jusqu'à ce que le poulet soit bien cuit et doré. Retirer du feu et laisser reposer pendant 10 minutes avant de trancher et de servir.

Servir chaud avec une salsa de tomates si vous le souhaitez.

Informations nutritionnelles par part: Kcal: 420 Protéines: 23.2g, Glucides: 23.7g, Graisses: 1.7g

51.   Poulet grillé avec sa marinade citron-romarin

Ingrédients:

4 escalopes de poulet (100g chacune), sans os et coupées en moitiés

2 cuillères à soupe de beurre clair

1 citron bio, pressé avec son zeste

2 cuillères à café de feuilles de romarin séché

2 gousses d'ail, pressées

1 cuillère à café de poivre noir moulu

½ cuillère à café de sel de table

4 tranches de citron, pour servir

1 cuillère à soupe d'huile d'olive, pour enduire et huiler

Préparation:

Mélanger le jus de citron, le zeste de citron, le romarin, l'ail, le sel et le poivre dans un saladier et y ajouter le poulet. Enduire le poulet de marinade et laisser reposer pendant au moins 2 heures.

Préchauffer le grill et enduire la grille d'huile. Mettre le poulet dessus et cuire pendant environ 5 à 10 minutes de chaque côté.

Mélanger la marinade et en arroser le poulet pendant qu'il grille.

Lorsque le poulet est cuit, l'enlever du grill et laisser reposer pendant 5 minutes. Mettre dans un plat et servir chaud avec des tranches de citron si vous le souhaitez.

Informations nutritionnelles par part: Kcal: 274 Protéines: 27.2g, Glucides: 4.3g, Graisses: 17.1

52. Œufs aux légumes frits et graines chia

Ingrédients:

2 œufs

3 blancs d'œufs

1 petit oignon

1 petite carotte

1 petite tomate

2 poivrons rouges de taille moyenne

1 c.s. de graines chia moulues

Sel

1 c.s. d'huile d'olive

Préparation:

Laver et essuyer les légumes avec du sopalin. Couper en tranches. Chauffer l'huile d'olive à température moyenne et frire les légumes pendant environ 10 minutes, en mélangeant constamment. Ajouter les graines chia et bien mélanger. Vous devez attendre jusqu'à ce que les légumes soient tendres puis ajouter les œufs. Frire pendant 2-3 minutes. Retirer du feu et servir.

Informations nutritionnelles par part: Kcal: 190 Protéines: 15.7g, Glucides: 2g, Graisses: 14.6g

53.   Ailes de poulet

Ingrédients:

12 à 18 ailes de poulet

1 cuillère à café de gingembre moulu

1 cuillère à soupe de miel

2 cuillères à café l'huile d'olive

15cl de Worcestershire Sauce

2 oignons verts émincés

2 gousses d'ail émincées

Préparation:

Enduire les ailes de poulet de tous les ingrédients et les mettre dans une casserole. À température basse-moyenne, faire cuire pendant environ une heure. Les ailes doivent être dorées, signe qu'elles sont bien cuites. Vous pouvez ajouter plus de condiments en fonction de vos gouts. Servir en entrée avec du ketchup ou une autre sauce.

Informations nutritionnelles par part: Kcal: 82, Protéines: 7.8g, Glucides: 1.5g, Graisses: 5.8g

54. Haricots et épinards

Ingrédients:

100 de haricots verts en conserve

70g d'épinards émincés

2 conserves de thon, sans huile

1 c.s. d'huile d'olive

1 c.c. de vinaigre de vin rouge

Sel

1 c.s. de curcuma moulu

Préparation:

Mélanger les haricots verts avec le thon et les épinards. Assaisonner d'huile d'olive, de vinaigre et de sel. Ajouter du curcuma avant de servir.

Informations nutritionnelles par part: Kcal: 318 Protéines: 12.3g, Glucides: 36.7g, Graisses: 17.1g

55.   Déjeuner léger à la dinde

Ingrédients:

3 tranches fines de dinde fumée

60g de laitue

1 petite tomate

1 petit oignon

1 poivron rouge

1 c.s. de jus de citron

Sel

Préparation:

Couper les légumes en petits morceaux. Les mélanger avec les tranches de dinde et assaisonner de sel et de jus de citron.

Informations nutritionnelles par part: Kcal: 190 Protéines: 15.2g, Glucides: 18.3g, Graisses: 6g

56. Thon aux olives

Ingrédients:

200g de thon en conserve sans huile

60g de laitue émincée

1 petit oignon

60g d'olives

25g de poivron rouge émincé

1 c.s. d'huile d'olive

Sel

1 c.s. de jus de citron

Préparation:

Peler et émincer l'oignon en petits morceaux. Mélanger au thon et à la laitue. Bien mélanger. Ajouter les olives et les morceaux de poivron. Assaisonner d'huile d'olive, de sel, et de jus de citron. Laisser au réfrigérateur pendant environ 20-30 minutes.

Informations nutritionnelles par part: Kcal: 350 Protéines: 20.2g, Glucides: 21.2g, Graisses: 19.7g

57.   Faisselle à la sauce citron vert

Ingrédients:

120g de faisselle

1 gros concombre

20g de noix moulues

5cl de jus de citron vert

5cl de crème allégée

1 c.c. d'extrait de citron vert

1 c.s. d'huile d'olive

¼ c.c. de poivre

Préparation:

Il vous faut d'abord réaliser la sauce au citron vert. Mélanger le jus de citron vert avec la crème, l'extrait de citron vert et l'huile d'olive. Ajouter du poivre (en fonction de vos gouts). Bien mélanger et laisser au réfrigérateur pendant environ 30 minutes. Peler et couper le concombre en petits cubes et mélanger avec les noix et la faisselle. Verser la sauce sur la salade et servir froid.

Informations nutritionnelles par part: Kcal: 201 Protéines: 18.2g, Glucides: 26.4g, Graisses: 1.5g

58.   Lentilles crémeuses

Ingrédients:

100g de lentilles en conserve

1 petite aubergine

5cl de crème allégée

5cl de jus de citron

2 c.s. d'huile d'olive

1 c.s. de persil émincé

1 grosse tomate

1 petit oignon

Préparation:

Peler et laver l'aubergine. Couper en tranches fines et mélanger à la crème, au jus de citron et à l'huile d'olive. Utiliser un robot ménager ou un batteur électrique pour en faire une mousse onctueuse. Laisser refroidir au réfrigérateur pendant environ 30 minutes. Pendant ce temps couper les légumes en tranches fines. Mélanger avec les lentilles et la mousse d'aubergine. Saupoudrer de persil et servir.

Informations nutritionnelles par part: Kcal: 287 Protéines: 17.2g, Glucides: 30.3g, Graisses: 11.7g

59.   Riz aux champignons

Ingrédients:

100g de riz brun

130 de champignons frais

1 c.s. d'huile

1 grosse tomate

10g de persil frais

5cl de jus de citron vert

Sel

Poivre

Préparation:

Vous devez d'abord cuire le riz. Laver et rincer puis mettre dans une casserole avec 20cl d'eau. Bien mélanger et faire bouillir. Couvrir avec un couvercle et cuire pendant environ 15 minutes à basse température. Retirer du feu et laisser refroidir.

Il faut à présent préparer les champignons. Laver et couper en morceaux de taille égale. Mettre dans une poêle à basse-moyenne température et ajouter l'huile. Frire jusqu'à ce que tous les champignons soient tendres, ou jusqu'à ce que tout l'eau se soit évaporée. Retirer du feu. Ajouter le sel et mélanger avec le riz.

Couper les tomates en petits cubes et mélanger avec le riz et les champignons. Assaisonner de sel, poivre, et jus de citron vert. Servir chaud.

Informations nutritionnelles par part: Kcal: 324 Protéines: 9.9g, Glucides: 42.8g, Graisses: 15.2g

60. Concombre au yaourt

Ingrédients:

1 gros concombre

1 c.c. d'ail pressé

60g de yaourt allégé

1 c.s. de faisselle

Préparation:

Peler et couper le concombre en tranches fines. Mélanger avec le yaourt, la faisselle, et l'ail. Laisser au réfrigérateur pendant au moins 30 minutes avant de servir. Vous pouvez ajouter du sel mais ce n'est qu'une option.

Informations nutritionnelles par part: Kcal: 217 Protéines: 10.7g, Glucides: 11.8g, Graisses: 16.5g

61. Burgers d'ail et coriandre au Parmesan

Ingrédients:

2 conserves de lentilles égouttées

3 gousses d'ail, pressé

30g de chapelure

20g de Parmesan (râpé frais est le mieux, mais même un sachet marche)

1 œuf, battu

40cl d'eau

50g de farine

Sel et poivre

Préparation:

Dans un saladier de taille moyenne, écraser les lentilles avec une fourchette puis les mélanger à l'ail, la chapelure, et au fromage. En faire des steaks, et mettre de côté. Fouetter l'œuf et l'eau dans un saladier ; la farine, le sel et le poivre dans un autre saladier. Enduire chaque steak de la mixture de farine, enduire d'œuf, puis enduire encore de farine. À température moyenne-haute dans une grande poêle, faire chauffer l'huile. Faire frire les burgers jusqu'à ce qu'ils soient dorés, environ 2-3 minutes de chaque côté.

Servir avec du pain chaud ou une pita avec de la coriandre, yaourt, oignons, tomates et ce que vous souhaitez – mais c'est juste une option !

Informations nutritionnelles par part: Kcal: 115 Protéines: 5.9g, Glucides: 28.8g, Graisses: 2.1g

AUTRES TITRES DE CET AUTEUR

70 Recettes de Repas Efficaces pour Eviter et Résoudre le Surpoids : Bruler de la Graisse Rapidement en Utilisant le Bon Régime et la Nutrition Intelligente

Par

Joe Correa CSN

48 Recettes de Repas pour Résoudre l'Acné : Le Moyen Naturel et Rapide de Dire Au Revoir à votre Acné en Moins de 10 Jours !

Par

Joe Correa CSN

41 Recettes de Repas pour Éviter Alzheimer : Réduire ou Eliminer votre Maladie Alzheimer en 30 Jours ou Moins !

Par

Joe Correa CSN

70 Recettes de Repas Contre le Cancer du Sein : Eviter et Combattre le Cancer du Sein avec la Nutrition Intelligente et les Nourritures Puissantes

Par

Joe Correa CSN